NOTICE MÉDICALE

SUR

LES EAUX DE SALINS DU JURA

PAR

LE Dʳ F. GUYENOT,

Ancien interne des Hôpitaux de Lyon,

Ancien Chef de Clinique médicale à l'Ecole de Médecine de Lyon,

Ancien Médecin des Hôpitaux de Lyon,

Membre honoraire de la Société des Sciences médicales de Lyon, de la Société médico-chirurgicale des Hôpitaux,

Membre correspondant de la Société d'Hydrologie de Paris, de la Société d'Instruction primaire du Rhône, etc., etc.

MÉDECIN CONSULTANT A SALINS

du 1ᵉʳ juin au 15 septembre

ARBOIS

IMPRIMERIE D'ÉMIR JAVEL.

1878

NOTICE MÉDICALE

SUR LES

EAUX DE SALINS DU JURA

NOTICE MÉDICALE

SUR

LES EAUX DE SALINS DU JURA

PAR

LE Dʳ F. GUYENOT,

Ancien interne des Hôpitaux de Lyon,

Ancien Chef de Clinique médicale à l'Ecole de Médecine de Lyon,

Ancien Médecin des Hôpitaux de Lyon,

Membre honoraire de la Société des Sciences médicales de Lyon, de la Société médico-chirurgicale des Hôpitaux,

Membre correspondant de la Société d'Hydrologie de Paris, de la Société d'Instruction primaire du Rhône, etc., etc.

MÉDECIN CONSULTANT A SALINS

du 1ᵉʳ juin au 15 septembre

ARBOIS

IMPRIMERIE D'ÉMIR JAVEL.

1878

Les eaux salées dont dérive le nom de la ville de Salins furent connues dès la plus haute antiquité. Il est très-probable qu'à cette époque reculée ces eaux sortaient à la surface des terrains, à travers une couche beaucoup moins épaisse d'alluvion et d'atterrissement. Les efflorescences et les cristaux de sel déposés par évaporation spontanée durent d'abord éveiller l'attention. Puis successivement, ces eaux salines furent employées à faire des salaisons, puis à fabriquer du sel. Ce ne fut que bien plus tard, sous la domination romaine, que vint l'emploi comme remède. Dès cette période, les malades vinrent de très-loin pour se baigner et guérir. Ces premiers vestiges de station balnéaire furent effacés par les luttes sanglantes et incessantes du moyen-âge, et il faut arriver jusqu'à nos jours pour voir enfin utiliser les précieuses ressources fournies par la constitution du sol jurassique.

L'existence de bancs de sel gemme immergés par des eaux qui, des profondeurs de la terre viennent ensuite sourdre à la surface, inspira l'idée d'arriver directement jusqu'à ces couches; des trous de sonde furent pratiqués et réalis'rent le progrès désiré. La quantité d'eau salée fut d's lors suffisante pour permettre de préparer à chaud, par évaporation directe, le sel de cuisine. Plus tard, un trou de sonde spécial fut consacré au service des bains, et fut l'origine du bel établissement créé en 1859 par la généreuse initiative de M. de Grimaldi. — Alors administrateur des salines de l'Est, M. de Grimaldi était, mieux que personne, en position d'accomplir cette création ; aussi, luxe, confortable, bonne installation balnéaire, rien ne manque à cet établissement, qui le dispute à ce qu'il y a de mieux en France. Vaste piscine, contenant 86,000 litres d'eau salée qui se renouvelle d'elle-même et qu'on peut élever de 12 degrés (température de la source) au degré qu'on désire ; douze cabinets de douches de toute espèce ; cinquante cabinets de bains ; une hydrothérapie complète, forment un ensemble qui répond largement aux exigences du traitement. Un jardin, dans lequel est la fontaine pour les buveurs, et qui protége, par ses ombrages, les malades contre les ardeurs du soleil, tout en leur permettant de respirer l'air sans fatigue ; un hôtel somptueux annexé à l'établissement ; des salons pour bals, concerts, jeux, conversations ; tout se trouve réuni. Enfin, la situation au centre d'une ville de 7,000 âmes, qui offre de grandes ressources et qui, dans un avenir très-prochain, est disposée à faire beaucoup pour les baigneurs.

Au point de vue de leur minéralisation, les eaux de Salins-du-Jura seraient déjà à la tête des eaux salines, en raison de la grande quantité (22 grammes par litre) de chlorure de sodium ou sel commun qu'elles contiennent, si elles ne renfermaient pas en même temps un autre sel bien plus précieux, dont la nature s'est montrée très-avare dans la composition des eaux minérales : le bromure de potassium.

Les eaux salines bromurées sont fort rares, et parmi elles, celles qui contiennent le bromure de potassium plus rares encore. Ce sel, qui rend de si éminents services en médecine, est ordinairement remplacé par les bromures de calcium ou de magnésium. Salies-de-Béarn seul en France, avec Salins-du-Jura, possède cette minéralisation exceptionnelle. C'est la présence de ce précieux agent thérapeutique qui rend ces eaux supérieures même aux eaux allemandes, autrefois si recherchées par le baigneur français, que l'attrait du plaisir et de la mode entraînait en de lointains voyages, dont, nous aimons à le croire, l'éloignera dorénavant le sentiment de sa dignité et la connaissance plus sérieuse des ressources de notre patrie.

Les eaux de Salins, en effet, sont à tous égards dignes de l'importance qu'on leur accorde. Aussi riches que la mer en chlorure, plus riches en bromure, elles peuvent encore être renforcées par l'addition des eaux-mères. Cette ressource précieuse, qui permet de graduer la médication, n'est pas autre chose que le résidu de l'évaporation de l'eau de la source traitée par la chaleur dans les salines. Ainsi obtenues, ces eaux-mères s'emploient pour additionner les bains et porter la minéralisation à toutes les doses possibles ; elles peuvent servir aussi à des applications locales sous forme de compresses, mode d'emploi qui fort souvent rend des services signalés.

L'analyse de l'eau de la source, celle des eaux-mères et des sels médicamenteux qu'on en extrait, donnent une idée exacte de la richesse minérale et de la puissance médicatrice de ces agents :

L'eau de Salins contient par 1000 grammes :

Iode . . . . traces sensibles ; — ou bien :

Brome.	0 g.020,55	Iodure de sodium .		traces
Chlore.	13 972,02	Bromure de potass.	0 g.030,65	
Acide carbonique.	traces	Chlorure de potass.	0 256,52	
Acide sulfurique .	1 145,60	Chlorure de magnés.	0 870,13	
Chaux.	0 585,55	Chlorure de sodium.	22 745,16	
Magnésie	0 366,57	Carbonate de chaux.		traces.
Potasse	0 550,65	Carbon. de magnésie		traces.
Soude.	0 217,01	Sulfate de chaux. .	1 416,65	
	27 g.835,53	Sulfate de potasse .	0 680,80	
			26 000,00	

C'est, par rapport au chlorure de sodium :

16 gr. 92,315 de plus qu'à Creutznach.

13 gr. 27,295 de plus qu'à Kissingen.

12 gr. 43,914 de plus qu'à Hombourg.

12 gr. 00,705 de plus qu'à Salins-Moutiers.

Cette eau s'emploie ainsi à sa température naturelle, pour l'hydrothérapie et pour la boisson. Chauffée à la température du bain, elle sert seule ou renforcée par l'addition des eaux-mères.

Ces eaux-mères contiennent par 1000 grammes :

Iodure de sodium........	traces.
Bromure potassium......	2 gr. 8420.
Sulfate de potasse........	65 gr. 5856.
Sulfate de soude........	22 gr. 0600.
Chlorure de sodium......	168 gr. 0400.
Peroxyde de fer........	traces.
Eau, par différence......	680 gr. 5640.
	1000 gr. 0000.

Si bien qu'en admettant, ce qui est au-dessous de la réalité, qu'un litre d'eau-mère ne pèse que 1000 grammes, un bain de deux hectolitres de cette eau contiendrait les proportions énormes suivantes :

Bromure de potassium........	568 gr. 4000.
Sulfate de potasse...........	13 kil. 117 gr. 1200.
Sulfate de soude.............	4 kil. 412 gr. 0000.
Chlorure de magnésium.......	12 kil. 181 gr. 6800.
Chlorure de sodium...........	33 kil. 608 gr. 0000.

Ce qui ferait un bain contenant 63 kil. 887 gr. 2000. de sels minéraux ; c'est-à-dire une dose qui dépasse de beaucoup les limites de l'emploi médical. D'autre part, le bain d'eau de la source, sans addition d'eaux-mères, contenant 6 gr. 13 de bromure et 4 kil. 549 gr. de chlorure de soude, peut être affaibli par l'eau simple ; si bien qu'on est en droit d'affirmer que la minéralisation peut être graduée à volonté, suivant le besoin.

En outre, la chaleur n'altère pas l'eau de la source, comme le démontre la composition des eaux-mères et

l'analyse des sels médicamenteux qu'on obtient en pous-
sant l'évaporation jusqu'à siccité. Ces sels sont une ressource précieuse pour continuer à domicile une cure
commencée à la station.

L'inaltérabilité des eaux salines, à principes fixes, les
fait donc différer beaucoup de celles qui, comme les sul-
fureuses par exemple, contiennent des principes gazeux
ou facilement transformables en gaz. Ainsi tombe d'elle-
même la prétendue supériorité qu'on a cherché à établir
au profit de Salins-Moutiers, sous prétexte que ses eaux
sortaient chaudes. Il n'y a là, à vrai dire, qu'une question
industrielle d'économie de combustible ; mais puisque
l'occasion s'en présente, c'est bien le moment de comparer la composition chimique de l'eau minérale de
Salins-Moutiers par rapport à celle de Salins (Jura) et
de faire cesser la croyance à une prétendue similitude
que l'on veut étendre de la synonymie à l'action thérapeutique ; il sera bien facile de s'apercevoir alors que,
quoi qu'on dise, les deux stations diffèrent énormément
et ne peuvent pas, sans préjudice pour les malades, être
confondues.

En réalité, il ressort des analyses fournies dans la
brochure du docteur Laissus (1), aujourd'hui inspecteur,
que les eaux de Salins-Moutiers ne contiennent pas un
atome dosable d'iode ou de brome, c'est-à-dire qu'il
n'est pas possible d'y déceler un iodure ou un bromure quelconque à un degré pondérable.

---

(1) Paris, 1869. — Notice historique, physico-chi-
mique et médicale, pages 50 à 60.

Voici, du reste, l'analyse de M. Lachat, ingénieur des Mines, en regard de celle de M. Bouis, faite au laboratoire de l'Académie.

M. BOUIS.			M. LACHAT.		
Résidu insoluble . . .	0 g.036		Acide carbonique libre	0 g.757	
Carbonate de chaux. .	1	005	Carbonate ferreux. . .	0	121
Sulfate de chaux. . .	1	392	Id. calcique . .	0	767
Id. de magnésie .	0	752	Sulfate calcique . . .	2	535
Id. de soude. . .	0	841	Id. sodique . . .	1	010
Chlorure de sodium. .	11	517	Id. magnésique. .	0	555
Iode, fer, arsenic, matières organiques . .	traces.		Chlorure sodique. . .	10	738
			Id. magnésique .	0	503
			Id. ferreux . . .	0	101
	15 g.143		Brome, iodure potass.	traces	
			Arséniates	traces	
				15 g.887	

Donc pas le plus petit atome pondérable de bromure, et moitié moins de chlorure de sodium. Aussi, malgré cette infériorité sodique, grâce à l'absence de bromure, voit-on les bains produire une excitation telle que le plus souvent, ils ne doivent durer que quelques minutes.

Enfin, autre différence capitale : pas d'eaux-m'res, puisque depuis le 28 janvier 1866, les salines sont fermées, faute de pouvoir faire leurs frais. En résumé, minéralisation différente et bien inférieure, absence compl'te de bromure, privation des eaux-mères; n'est-il pas légitime de dire bien haut que les deux stations n'ont de semblable que le nom. Les eaux de Salins-Moutiers sont des sulfatées sodiques mixtes, et celle de Salins (Jura) des bromo-sodiques fortes. Les malades ont le droit de savoir que ce n'est pas impunément qu'on les expédie à l'une de ces stations pour l'autre, et nous avions le devoir de faire cesser la confusion.

Pour achever cette étude sommaire sur la composition des eaux de Salins, il reste à la comparer à celle de la mer. L'absorption par la respiration des vapeurs salines de l'atmosphère maritime, constitue une médication sérieuse que nous ne possédons qu'à un faible dégré à l'intérieur, mais en revanche, la minéralisation reste ici encore à l'avantage de Salins.

Un bain de même quantité (2 hectolitres) contient en effet :

A LA MER	A SALINS
Chlorure de sodium. . 5k.440	Chlorure sodium. . . 7k.800
Bromure de sodium. ⎫	Bromure potassium. . 61
Id. de calcium. ⎬ réunis 26	
Id. de potass . ⎭	

Inutile d'ajouter qu'on peut augmenter avec les eaux-mères, pour ainsi dire à volonté, cette proportion. De plus la température à Salins varie suivant les besoins, ce qui n'existe pas à la mer ; l'eau de la mer n'est jamais tolérée par l'estomac d'une manière suivie, comme à Salins. La mer produit une action plus excitante et moins profondément résolutive, dont nous ne voulons pas nier l'utilité, pas plus qu'il n'est entré dans notre esprit de nier celle de Salins-Moutiers, mais c'est à des malades différents que ces médications plus différentes qu'on ne le croit doivent être appliquées.

Si, d'après ce qui précède, nous cherchons à nous

rendre compte des effets obtenus à Salins, on doit facilement comprendre l'action reconstituante, l'action puissamment résolutive, et l'action sédative du système nerveux, qui agissent de concert dans les cures qui s'y opèrent en si grand nombre.

Le sel de cuisine, chlorure de sodium, est en effet l'un des principes répandus le plus abondamment dans l'organisme humain. Aussi, lorsqu'on supprime cette substance de la nourriture de l'homme, survient-il des phénomènes de chlorose, avec pâleur, faiblesse, bouffissure de la face ou des extrémités. Ajouté au contraire en certaines proportions aux aliments, il excite l'appétit, active les sécrétions salivaires et gastriques, enrichit le sang et facilite les éliminations par la peau, les reins et le poumon des matériaux que l'organisme doit rejeter.

Quant au bromure de potassium, l'action résolutive qu'il exerce sur toutes les glandes, sur tout le système des vaisseaux et des ganglions lymphatiques, l'influence si puissamment sédative qu'il produit sur le système nerveux, sont trop incontestées pour qu'il soit besoin d'insister davantage.

Actuellement, pour bien apprécier la valeur des services que Salins est appelé à rendre, un examen sommaire des maladies dont l'expérience a consacré la guérison ou le soulagement suffira amplement, et permettra facilement pour conclure par analogie sur les résultats à attendre dans les affections nécessairement omises dans cette brève énumération.

Les anémies y guérissent mieux et plus vite qu'ailleurs,

parce qu'aux ressources offertes dans les autres stations
s'ajoute ici l'influence capitale du bromure. Les moyens
employés d'ordinaire contre l'anémie sont le fer, le quin-
quina, l'hydrothérapie simple ou marine, moyens aux-
quels on demande de réveiller les fonctions de la peau,
d'enrichir le sang, d'activer la circulation, et de stimuler
l'organisme. Tous ces moyens, mieux qu'ailleurs, sont à
notre disposition, grâce à l'altitude de la station dans
les montagnes, grâce à l'air plus oxygéné, plus vivifiant,
plus riche même en raison des vapeurs salines, grâce
aux ressources balnéaires dont nous disposons. Mais en
plus, le bromure, par l'action résolutive qu'il exerce sur les
organes chargés de l'élaboration du sang, ramène la pos-
sibilité pour l'organisme de créer ce liquide plus riche
et plus complet.

On sait, en effet, que sous l'influence du traitement,
les engorgements de la rate et du foie, ceux du système
lymphatique et de ses annexes, se résolvent. Si donc,
comme la physiologie l'a amplement démontré, ces
divers appareils créent et régénèrent le sang, les rame-
ner à un fonctionnement aussi normal que possible, c'est
placer le malade dans les meilleures conditions pour
faire cesser un état pathologique de ce liquide qui n'avait
pas d'autre cause que ce fonctionnement vicieux. Cette
salutaire influence sur le système lymphatique et les
glandes, qui opère ainsi la régénération de l'individu, est
vraiment la caractéristique précieuse et inappréciable de
la station. Aussi s'explique-t-on facilement pourquoi,
en outre des anémies de toute espèce et des chloroses,

toutes les affections lymphatiques sont si profondément modifiées : toutes y guérissent, depuis les plus superficielles de l'enfance, jusqu'aux plus tardives de l'âge mûr.

L'ozène, l'ophthalmie, le coryza chronique, le gonflement des ailes du nez ou de la l'vre supérieure, les ganglions engorgés ou suppurés du cou et d'autres régions, le caro, le catarrhe pulmonaire à répétition, l'eczéma qui tient à la diath'se lymphatique, les gommes scrofuleuses, les hypertrophies du tissu cellulaire, obtiennent des guérisons vraiment merveilleuses.

Les affections du syst'me osseux de la période d'accroissement, par la même raison, devaient jouir des mêmes avantages, et c'est en effet ce que l'expérience a confirmé. — Depuis le gonflement des extrémités articulaires du premier âge jusqu'aux tumeurs blanches suppurées, depuis la périostite jusqu'à l'ostéite, la carie et la nécrose exfoliante, toutes s'en trouvent également bien. — C'est ainsi que les affections articulaires les plus graves, la coxalgie, le mal de Pott, s'y guérissent, mais à une condition expresse, c'est que la période aiguë et douloureuse soit passée, et autant que possible qu'elle se soit accomplie dans l'immobilité : au point de vue de la perfection du résultat, cette condition ne souffre pas l'ombre d'une exception.

L'action résolutive et cicatrisante produite sur le tissu osseux dans toutes ces affections spontanées, persiste dans celles qui sont dues soit à des violences extérieures, soit aux blessures de guerre. La nécrose diaphysaire seule doit être exceptée de ce cadre, quelle que soit son origine; avant l'ablation du séquestre, on n'obtiendrait qu'une invagination plus solide, qui doit être soigneusement évitée, tandis qu'une fois l'issue de l'os mortifié accomplie, le traitement rendra les plus grands services.

La modification subie par les muqueuses et la disparition des indurations du tissu cellulaire survenues à la suite d'anciennes inflammations, expliquent les résultats obtenus dans les maladies des femmes. — Le catarrhe utérin, les ulcérations du col, les déviations produites par les restes de phlegmons péri-utérins, les engorgements du ligament large, se guérissent le plus souvent très-bien. — Le fibrôme utérin lui-même trouve à Salins une modification heureuse, qu'il n'obtient nulle part ailleurs : il diminue très-sensiblement de volume et les hémorrhagies qui le plus souvent l'accompagnent disparaissent entièrement.

Une expérience personnelle acquise dans les hôpitaux, en dirigeant soit un service de maternité, soit des services de femmes, m'a naturellement porté à m'occuper de ce qu'on pouvait tenter à Salins, au profit de toute cette classe intéressante de malades, et je peux affirmer avec satisfaction que les résultats obtenus ont dépassé mes espérances. — Aussi peut-on dire qu'en réalisant à nouveau l'état physiologique des organes génitaux utérins, avec la guérison de la maladie on obtient souvent la disparition de la stérilité.

C'est par un mécanisme analogue, la disparition par résolution de cette gangue cellulaire post-inflammatoire déposée dans les mailles des tissus, qu'on obtient la cure de certaines tumeurs, comme celles du sein qui ne sont pas cancéreuses, celles du testicule, celles du pharynx ou du voile du palais. De même également, les hypertrophies de la rate ou du foie ; les restes d'anciennes péritonites. Enfin les néoplasies syphilitiques, les exostoses, les gommes, en un mot tous les accidents de la syphilis passibles de l'iodure de potassium, et parmi ceux-ci, en première ligne, les paralysies. D'autres paralysies sont également envoyées utilement à Salins. Les paralysies infantiles avec ou sans atrophie musculaire ; les paralysies par intoxication saturnine, mercurielle ou autres. Quant à celles qui proviennent d'une hémorrhagie cérébrale, elles doivent être traitées avec une grande circonspection, et j'estime pour ma part qu'elles ne doivent être soumises à un traitement hydro-minéral que six mois après l'accident.

Les paralysies hystériques, et tous les accidents nerveux qui tiennent à cette maladie, dont les manifestations sont si nombreuses et si variées, disparaissent ou sont amendés profondément. La chorée compte de nombreuses guérisons.

Mais, je m'arrête ; ce qui précède suffit amplement pour faire saisir les maladies auxquelles s'applique le traitement par les eaux de Salins, et celles auxquelles il ne convient pas ; car il ne faut pas s'y tromper, il en est bon nombre qui n'y trouveraient qu'une aggravation plus ou moins dangereuse. Que le client se conforme donc aux sages conseils de son médecin pour le choix de

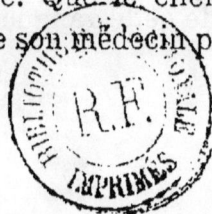

la station à laquelle il va demander la santé, qu'il lui
demande au départ une lettre pour le médecin des
eaux auquel il préfère le confier ; cette lettre qui rensei-
gnera ce dernier sur la santé de son nouveau malade, lui
rendra en outre le service de le prémunir contre l'influence des inévitables coteries locales auxquelles il
pourrait regretter plus tard d'avoir cédé. S'il vient à
Salins, qu'il se munisse, même pour le mois de juillet,
de vêtements un peu chauds : dans les montagnes, les
nuits et les matinées sont souvent fraîches, et les change-
ments de température brusques. Le baigneur doit ne pas
fuir les distractions ; il faut, pendant la cure, qu'il renonce,
autant que faire se peut, aux préoccupations graves, qu'il
laisse reposer son esprit et son corps. Cependant l'exer-
cice est nécessaire, et doit être proportionné aux exigences de la santé de chacun. Les excursions à faire
soit en voiture, soit à pied abondent, mais il faut éviter
la fatigue ; et chaque saison, quelques cures sont com-
promises par des imprudences. Il est donc bien nécessaire de ne pas céder aux entraînements, et de ne pas
s'exposer à perdre ainsi le bénéfice du traitement.

A peine est-il besoin de rappeler que le régime ali-
mentaire doit être surveillé ; des repas réguliers, une
alimentation substantielle et variée, voilà la règle, mais
elle doit être modifiée suivant les cas et sur l'avis du
médecin. — Tout ce qui précède ne pouvant suppléer à
une direction médicale dont on ne se prive pas impunément, il est d'ailleurs inutile d'entrer dans plus de dé-
tails qui ne sauraient jamais s'appliquer à un cas parti-
culier.

Le baigneur, après la cure, devra rentrer chez lui, ou séjourner à la campagne dans le repos, s'il le peut. — Il devra toujours s'abstenir, environ pendant six semaines, de tout traitement et particulièrement de bains. — J'ai vu bien des fois des malades quitter Salins pour aller au bord de la mer continuer, disent-ils, la cure commencée à la station. — Je puis affirmer que cette pratique donne de mauvais résultats, et qu'en pareil cas, il faut se contenter de respirer l'atmosphère maritime, et s'abstenir de tout autre traitement.—Lorsque la cure thermale a amené ce qu'on appelle la saturation, tout ce qu'on peut faire ensuite est nuisible, et le repos urgent que je recommande s'applique aussi bien à la continuation trop prolongée de la cure. Il faut laisser à l'économie le temps d'utiliser et d'éliminer les principes nouveaux dont elle est imprégnée ; c'est pourquoi, dans les cas où il est vraiment pressant d'obtenir dans le moins de temps possible une modification très-profonde, il faudra, pour pouvoir faire deux saisons dans l'année, se rendre à la station de très-bonne heure, et mettre entre les deux saisons qu'on pourra faire, un long intervalle. — Cette règle ne souffre pas d'exception, et l'enfreindre est s'exposer bénévolement à des fatigues au moins inutiles, souvent périlleuses, et qu'il est facile d'éviter. — Il vaudrait certainement mieux, quand on ne pourra pas s'y conformer, ne faire qu'une demi-saison la deuxième fois, puis achever à domicile la série de bains commencée, à l'aide de sels d'eaux-mères, dont l'emploi est si facile et rend de si grands services, pour achever la médication à domicile, ou la reprendre de façon à ne pas perdre, d'une année à l'autre, les résultats obtenus.

Enfin, je ne veux pas terminer cette notice sans prémunir les baigneurs contre l'excès de zèle partout nuisible, mais vraiment dangereux quand il s'agit d'un médicament puissant, dont la tolérance doit être obtenue par une graduation variable avec chaque malade.

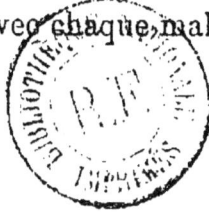